LES MICROZYMAS

CE QU'IL FAUT EN PENSER

MONTPELLIER

IMPRIMERIE CENTRALE DU MIDI

Ancienne maison Gras. — RICATEAU, HAMELIN ET Cie

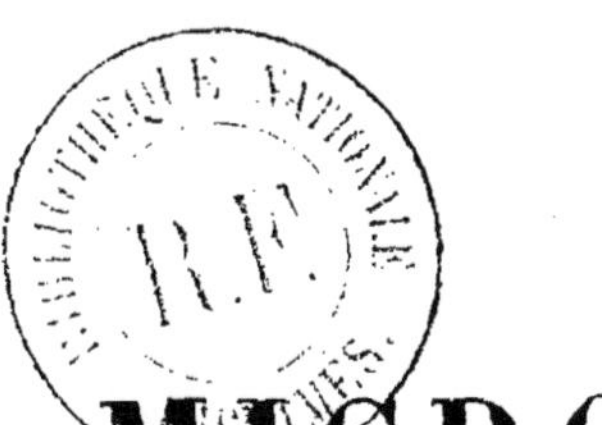

LES MICROZYMAS

CE QU'IL FAUT EN PENSER

PAR

LE Dr L. CAIZERGUES

(ACCOMPAGNÉ DE 5 PLANCHES MICROSCOPIQUES)

PARIS
ADRIEN DELAHAYE, LIBRAIRE-ÉDITEUR
PLACE DE L'ÉCOLE-DE-MÉDECINE

M DCCC LXXII

A MONSIEUR

LE GÉNÉRAL VIVENOT

Commandant la 2e Brigade

de la 2e Division du 20e Corps

Mon Général,

La captivité que nous avons dû subir à Berne vous pèse encore assurément. Après les péripéties de Chaffois, de Banans et notre dernière veillée sur la terre de France, nous nous sommes trouvés en Suisse, prisonniers sans avoir été battus, victimes de catastrophes dont nous n'avons pas la responsabilité. Nous n'étions pas au bout de nos courages, mais nous les avions prodigués dans une lutte impossible. Quels moments d'amertume !

J'entrepris alors, pour faire diversion à vos tristesses, — diantre soit de ces médecins ! — de vous entretenir... des *microzymas !* Le remède n'agissait guère. Hélas ! c'était le cœur qui souffrait. Le mal était incurable et le remède fastidieux. Je m'en apercevais bien à moi-même.

Devenu mon propre malade, je me pris à abhorrer la médecine... et même le médecin.

De ce singulier traitement il ne m'est resté qu'un peu plus d'ennui qu'à vous et ce mémoire, où j'ai consigné en rentrant les réflexions faites à Berne. — Plus tard, j'écrirai les souvenirs de notre campagne. Rien ne nous y a été épargné. C'était peu, les fatigues, et les souffrances, et les dangers, dans les conditions inouïes au milieu desquelles nous nous trouvions ; c'était plus, notre douleur sans espérance, à travers tant de maux et de périls ; mais c'est aussi quelque chose que le témoignage de notre conscience.

Mon Général,

Dans l'Est, sur la Loire et dans l'Est encore, vous avez largement payé de votre personne. Le témoignage de votre conscience, vous l'avez. Ceux à qui vous commandiez se souviendront de circonstances bien difficiles et aussi d'un homme de cœur. C'est pour cela que je tiens à honneur de l'exprimer publiquement et de vous assurer du dévouement

De votre respectueux et obéissant subordonné,

Dr L. Caizergues,

Médecin major, 2e Division, 20e Corps.

Montpellier, juin 1871.

AVANT-PROPOS

Le public médical, celui qui s'intéresse à la science, qui sait résister aux obsessions de sa clientèle et *se tenir au courant,* a rencontré dans ses journaux, avant que la guerre fût venue si tristement ralentir et supprimer le mouvement scientifique, un mot complétement nouveau pour lui : nous voulons parler du *microzyma.* Des notes, des conclusions concises, ont été adressées à l'Académie des sciences. C'était assurément plus qu'il n'en fallait pour attirer l'attention du journalisme et, par suite, celle des lecteurs : ce n'est point assez pour la retenir et lui donner, sur une question toute nouvelle, avec des éclaircissements indispensables, une appréciation scientifique faite à l'abri de toute idée préconçue.

Se tenir au courant! L'expression est si juste, qu'elle est passée dans le langage. C'est, sans doute, un grand mérite pour tout savant de suivre exactement dans toutes ses phases la science qu'il cultive : pour le médecin, dont les études sont intimement liées à une pratique d'où dépend la vie de ses semblables, c'est bien autre chose qu'un mérite, c'est une nécessité dont rien ne saurait l'affranchir. En se tenant au courant, le médecin remplit simplement un devoir, dont l'accomplissement ou la négligence se traduit, chez ses malades, par la guérison ou autrement. Aussi Jean-Jacques, qui ne s'est point refusé, comme tous les autres, le malin plaisir d'adresser à la médecine ces épigrammes toutes faites, à l'usage de tout le monde, même des médecins, hommes d'esprit souvent, disait-il un jour à Bernardin de Saint-Pierre : « Si je faisais une nouvelle édition de mes ouvrages, j'adoucirais ce que j'y ai écrit sur les médecins. Il n'est pas d'état qui demande plus d'études que le leur. Par tout pays, ce sont les hommes les plus véritablement savants. » Réfléchissez, en effet, au but que les médecins veulent atteindre. Leur but est de porter la lumière dans ce qu'il y a de plus obscur au monde, le mystère de la vie; de mettre à nu les plus secrets rouages de notre machine, qui, à elle seule, est tout un monde, microcosme, disaient les anciens ; d'en surprendre le fonctionnement, quoiqu'il se fasse en silence et qu'il paraisse tout à fait inaccessible à nos moyens. Et dans quel intérêt tous ces travaux ? Le médecin veut s'instruire et guérir. Est-ce donc un compliment que cette parole de Rousseau ? C'est assurément un hommage rendu par un grand esprit à toute une classe d'hommes dévouée à ce qui intéresse le plus vivement l'humanité. Mais le médecin doit être digne de sa tâche. Répandre à pleines mains les conseils et les remèdes, signer des recettes, se rencontrer avec la guérison ou l'espérer, ne suffit point. A côté de la pratique est la science, la science sans laquelle la pratique n'est qu'un commerce déloyal. N'est pas véritablement médecin celui qui n'est que donneur de remèdes.

Ces quelques considérations paraîtront ici peu à leur place : *Nunc non erat hic locus.* La phase toute nouvelle dans laquelle entre la médecine, pour l'éternel honneur de notre génération médicale et des hommes que le talent et le travail ont placés à sa tête, exigerait, d'après nous, qu'à toute occasion on opposât des vérités aussi essentielles aux anciens errements. Le temps est passé où le docteur prescrivait au pharmacien d'ouvrir tous ses bocaux et de vider toutes ses fioles, afin de fourrer dans le corps de son malade un composé où la guérison saurait bien trouver ce qui lui était nécessaire. Le temps est venu où docteur doit signifier docte. Entendez bien par docte, non point l'homme qui, ne doutant de rien, croit follement tout savoir; mais celui qui sait un peu, ignore beaucoup et, du moins, connaît les limites de sa science. La médecine étant l'art de guérir et de soulager les hommes, l'humanité aura fait un immense progrès le jour où les connaissances qui ne sont encore que le privilége de quelques travailleurs auront gagné tous ceux qui font de la pratique médicale. Voilà pourquoi chacun de nous doit travailler à un résultat aussi désirable. Croirait-on qu'il est des praticiens recommandés qui haussent les épaules quand on les entretient de travaux nouveaux, et qui parlent des chercheurs avec un léger sourire? Il est bon de signaler et de combattre ce scepticisme intéressé, qui paraîtrait incroyable si l'on n'en devinait aisément la cause. Si donc quelqu'un traite cet avant-propos de hors-d'œuvre, nous lui répondrons qu'il nous a paru indispensable. Le sujet dont nous voulons entretenir nos lecteurs est un de ceux qui sont dédaignés d'ordinaire. Quel accueil feraient donc aux *microzymas* des gens qui en sont encore, non point à discuter, mais à ignorer même le microscope? L'occasion nous a paru bonne pour dire un peu notre façon de penser.

Encore un mot. A l'heure actuelle, les préoccupations ne sont point aux choses de la science. L'esprit, en quelque sorte endolori par tant de maux inouïs accumulés en quelques mois, se refuse à l'étude, et il semble qu'il suffise à peine à considérer les catastrophes dont il est le témoin. Après les horreurs de l'invasion prussienne et la lutte que les échappés du bagne ont, dans Paris même, soutenue contre la société, la mesure de nos malheurs paraissait comble. Le cataclysme abominable qui, dans Paris saccagé, a répandu le pétrole et l'incendie, nous a fait connaître quelque chose de plus. Mais que nos cœurs se gardent des défaillances! Quand tout est détruit, il faut tout relever. Revenons chacun à notre œuvre, si modeste qu'elle soit. Ce sera le commencement de la réparation.

Lorsque l'orage a tout dévasté dans les campagnes, au lieu de se livrer aux gémissements et aux lamentations, qui consommeraient sa ruine, le paysan reprend sa pioche; il fouille de nouveau avec résignation la terre, que son front courbé à la peine féconde de ses sueurs, et, par moments reprenant haleine, il lève les yeux vers le Ciel, dont son travail implore la clémence.

LES

MICROZYMAS

CE QU'IL FAUT EN PENSER

I

La théorie cellulaire, préconisée par Virchow, le professeur de Berlin, ne satisfait plus depuis longtemps les esprits. Tout le monde connaît cette théorie, et il serait superflu d'en faire ici un exposé. « La cellule représente une forme élémentaire qui sert de base à tous les phénomènes vitaux... Une seule forme élémentaire traverse tout le règne organique, restant toujours la même; on chercherait en vain à lui substituer autre chose, rien ne peut la remplacer. Nous sommes donc conduits à considérer les formations les plus élevées, la plante, l'animal, comme la somme, la résultante d'un nombre plus ou moins grand de cellules semblables ou dissemblables... On n'observe point de création nouvelle. *Omnis cellula è cellulâ....»* Telle est, en quelques mots empruntés à l'auteur, la doctrine. Cette théorie ne répond pas à tous les faits et se trouve particulièrement en opposition avec toutes les observations faites pendant le développement embryonnaire.

La cellule a eu dès lors ses détracteurs, et l'on a essayé de lui substituer le noyau. A l'enseignement qui prenait la cellule pour base on a substitué depuis celui qui cherchait dans le noyau son point de départ. M. Robin, partisan de la génération spontanée, essaya de ruiner la théorie de la cellule et celle du noyau. Il avait vu, disait-il, la cellule naître dans un liquide complétement séparé de toute connexion avec les parties solides. Il l'avait vue apparaître dans un liquide amorphe (blastème), où l'on ne constatait absolument que quelques granulations (gran. moléculaires) sans importance. Dès lors il expliquait tout : la cellule et son noyau tout à la fois. Ces théories étaient convaincues d'erreur, et le professeur de Paris pouvait se flatter d'avoir établi sa doctrine de la *genèse*.

Nous en étions là, lorsque fut adressée à l'Académie une note dans laquelle, se basant sur leurs expériences, des observateurs disaient : « Les corpuscules mobiles que les auteurs appellent granulations moléculaires ont un fonctionnement que nos expériences mettent en évidence. Nous les appelons *microzymas*. Ces microzymas sont organisés, vivants. Ils existent dans toutes les cellules : dans le virus syphilitique, dans le pus, comme dans le virus vaccin. Et ces faits sont conformes à une foule d'autres observations démontrées par l'expérience. »

Cette première note fut suivie de l'envoi d'autres conclusions. Le sujet, touchant à l'origine même des éléments organiques, devait évidemment s'élargir, et s'élargir dans des proportions incalculables. Admettez les simples mots de cette première note, croyez aux microzymas, et il n'est pas un seul fait, parmi ceux que vous connaissez dans le monde organique, qui n'en reçoive une application directe.

Voyez la séance académique du 20 mai 1870; arrêtez-vous à la lecture faite par M. Béchamp. En quelques minutes, il touche à tout; il explique tout : la vie, la santé, la maladie, la mort. Il ne recule devant aucune conséquence, et, en peu de mots, vous offre un corps de doctrine qui embrasse toute la science. « L'animal est réductible au microzyma. Notre vie est, dans toute l'acception du mot, une fermentation régulière. Dans la maladie, la fermentation est régulièrement troublée. Les microzymas sont des ferments organisés. Tous les organismes, *ab ovo,* sont institués par eux. Ils peuvent, dans des circonstances favorables, engendrer des bactéries et des cellules. Enfin la cellule et la bactérie elle-même peuvent retourner aux microzymas, qui sont ainsi le commencement et la fin de toute organisation. L'être vivant, rempli de microzymas, porte donc en lui-même les éléments de la vie, de la maladie, de la mort et de la totale destruction. »

Hypothèse, répondit M. Vulpian. « Votre théorie touche à la physiologie, à la pathologie, embrasse, en un mot, toute la philosophie et la science. Ce qui lui manque, c'est la démonstration de l'existence des microzymas à titre d'organismes indépendants et doués d'activité. » Cette appréciation du savant professeur de Paris, le lendemain, fut celle de la presse médicale. Un doute *unanime* s'éleva. Démontrez, disait-on ; il est urgent que nous sachions ce qu'il faut penser de toutes ces expériences.

Tel est le dernier mot de la critique, le jugement porté jusqu'aujourd'hui sur les microzymas.

J'allais rester moi-même, comme les lecteurs et les critiques, dans cette expectative pleine de sagesse et m'armer de ce silence prudent qui n'engage à rien, qui fait que, sans courir le risque de s'être trop avancé, on peut plus tard revendiquer la gloire d'avoir pressenti un des premiers la découverte et son importance. Un mot de Diderot me revint alors à la mémoire : « Celui qui doute parce qu'il ne connaît pas les raisons de crédibilité n'est qu'un ignorant. » S'agit-il donc ici d'une question d'algèbre ou de trigonométrie? Faut-il se prononcer sur un point d'agriculture? Qui donc doit juger? Ne sommes-nous pas docteurs? Je résolus, pour me donner le droit d'émettre une opinion, pour pouvoir, en pleine connaissance, nier ou affirmer, de refaire les expériences des auteurs.

Je me trouvai tout d'abord dans un embarras qu'on comprendra sans peine. La question est de fort près liée à celle des fermentations. Je suis bien obligé d'avouer, avec toute l'humilité possible, que je ne suis pas plus chimiste que ne l'exige, pour un médecin, la pratique de son art, et que, en histologie, si j'ai fait usage du microscope, c'est un usage qui n'a jamais entre mes mains dégénéré en abus. D'un autre côté, comment installer une expérience? Aller chez les auteurs, travailler à leur côté ; tomber, à leur corps défendant, à mon propre insu, victime, et victime de bonne foi, de leur conviction ; car, enfin, tout le monde n'est pas professeur de physiologie ou de chimie, à la tête d'un grand laboratoire propre à ces recherches scientifiques. J'étudiai le sujet, je m'entourai de renseignements et m'aperçus que, sans appareil spécial, sans être ni chimiste consommé, ni micrographe hors ligne, il était possible de sortir de cette impasse. Je pus travailler à me faire une opinion dans mon cabinet, sur la table où j'écris. Voici ce que j'ai fait, voici ce que vous pouvez faire comme moi. Nous verrons, après examen, ce qu'il en faudra penser.

II

En poursuivant ses études sur les fermentations, M. Béchamp avait constaté dans la craie l'existence de granulations moléculaires. Il vit ces granulations fonctionner, et, à leur fonctionnement, il les jugea organisées et vivantes. Il leur donna le nom générique de *microzymas,* c'est-à-dire petits ferments. De là à ces granulations moléculaires que les histologistes ont vues dans toutes les cellules animales, qu'ils ont mentionnées *sans constater autre chose que leur existence,* n'y ajoutant aucune importance, il n'y avait qu'un pas à franchir. Après de nouvelles expériences, les observateurs affirmèrent que ces granulations étaient identiques à celles qu'avait déjà trouvées M. Béchamp dans la craie, et qu'elles méritaient le nom générique de *microzymas.*

Expérience A. — Prenez un morceau de foie normal de mammifère. Examinez-le au microscope (object. 7, ocul. 1, Nachet). Le champ vous présente des cellules hépatiques et de petits corps granuleux. Mettez une goutte de potasse caustique au dixième ou d'acide acétique : les petits corps granuleux ne subissent aucune modification ; les cellules hépatiques se désagrégent sous nos yeux. Regardons bien attentivement : on les voit se résoudre en granulations qui, d'abord réunies entre elles, serrées de manière à former de petits groupes, s'éloignent peu à peu les unes des autres et se répandent individuellement dans le champ du microscope.

Ces corpuscules, ces petites sphères, sont animés d'un mouvement très-vif. Si vous n'avez pas l'habitude des études histologiques, faites en sorte de n'imprimer aucun mouvement à la table qui supporte le microscope, afin de ne pas avoir des courants qui troubleraient l'observation. Fixez un de ces petits corps ; vous le voyez se mouvoir sur lui-même, osciller très-rapidement, trébucher pour ainsi dire : c'est le *mouvement brownien*. Une fois ainsi constaté, grâce à ces petites précautions, ce mouvement se reconnaît bien vite. Ces corpuscules sphériques, qui viennent d'être l'objet de notre observation, sont les granulations moléculaires des auteurs, les *microzymas* signalés par les nouvelles notes adressées à l'Institut.

Notons que le champ du microscope, qui nous présentait tout d'abord des cellules hépatiques et quelques granulations, ne nous fait voir, en ce moment, que de petites sphères, c'est-à-dire des granulations. Elles sont, ou par grandes masses, étant encore emprisonnées dans la gangue qui les agglutine, ou complètement indépendantes, une par une, et animées chacune d'un mouvement oscillatoire très-prononcé.

Expérience B. — Disposez une veilleuse au-dessous d'un vase plein d'eau chauffée au préalable, et assurez-vous par des tâtonnements, en variant soit l'intensité, soit l'éloignement de la flamme, que vous aurez une température uniforme de 35° à 40°. C'est un bain-marie que vous préparez ainsi, à la température physiologique. Mettez, d'un autre côté, dans un verre à liqueur, jusqu'au tiers environ, de la fécule de bonne qualité (je me suis servi de la fécule de Groult) ; remplissez d'eau distillée, battez et mêlez. Une fois cette fécule ainsi hydratée, versez-la dans cinq à six fois son poids d'eau bouillante et maintenez l'ébullition pendant cinq ou six minutes. Vous aurez fait alors de l'empois.

Préparez ainsi deux flacons pareils; l'un nous servira pour l'expérience, l'autre sera un flacon témoin. Pour vous mettre à l'abri des germes apportés par l'air, ayez soin de maintenir, pendant quelque temps, cet empois au-dessus de 100°, et versez-y une goutte ou deux de créosote. Mettez les deux flacons dans votre bain-marie. L'un, le témoin, ne contient que de l'empois créosoté ; l'autre en renferme également, mais vous y ajoutez un morceau de foie normal.

Au bout de cinq à six heures, dans le flacon à expérience, celui qui contient du foie, l'empois commence à se liquéfier. Un petit morceau de foie est saisi et placé sous le champ du microscope; les granulations ne sont plus isolées, une par une: elles apparaissent deux par deux, on en voit même trois par trois (*Voyez la planche*). Un instant je crois en apercevoir d'isolées ; mais, en ne les quittant pas de l'œil, je vois bien vite qu'elles sont animées de mouvements, et que, en cheminant à travers le champ du microscope, elles se sont superposées de manière à paraître n'en former qu'une, alors qu'elles sont deux.

Une heure, deux heures après, le même examen est répété. Ce n'est plus alors par deux, par trois seulement, qu'on voit ces petites granulations : elles affectent la forme de véritables chapelets, d'un nombre variable de grains : trois, quatre, cinq, six. L'empois est à ce moment en pleine liquéfaction. Ce n'est plus le morceau de foie seul, c'est toute la masse liquide qui présente les phénomènes indiqués. Prenez avec une baguette une goutte au hasard ; mettons-la sous le champ du microscope : les chapelets sont devenus des bactéries, des bactéridies ; j'ai même vu un véritable mycélium de bactéridies ajoutées bout à bout, dont l'ensemble imitait assez bien la forme des anciens signaux télégraphiques.

Qu'il y a loin de toutes ces formes à la petite sphère que l'on voyait seule dans le foie normal ! Combien le champ du microscope diffère de celui que nous présentait le premier examen ! Pour qui l'a vu, le fait est frappant ; car ceci est un *fait* que l'on peut produire et constater avec la plus grande facilité. Toutes ces transformations se sont opérées, une par une, de moment en moment, sous l'œil pour ainsi dire de l'observateur.

Qant au flacon témoin, celui qui ne contenait absolument que de l'empois créosoté, on peut vérifier que l'empois y est encore à l'état solide et qu'il ne présente rien de semblable.

J'ai répété la même expérience plusieurs jours de suite ; je me suis servi, pour varier, du foie d'un poisson, puis de celui d'un reptile ; j'ai même employé un foie de crustacé (écrevisse). Les résultats que j'ai obtenus ont été toujours les mêmes. Seulement j'ai vu que ces transformations ne s'accomplissaient pas toujours à la même heure, dans un même temps donné. L'observateur ne doit pas oublier son expérience ; il faut qu'il surveille son petit appareil, qu'il multiplie les examens, s'il veut saisir toutes les phases de l'évolution de ces petites sphères.

Comparons nos deux flacons, l'un flacon témoin, l'autre flacon expérience. Tous les deux ont été placés dans les mêmes conditions, tous les deux contenaient de l'empois créosoté, préparé en même temps ; mais l'un d'eux, le flacon expérience, renfermait, de plus, du foie normal. L'un et l'autre ont été maintenus à la température physiologique. Dans l'un (flacon témoin), rien n'est survenu; l'empois est resté solide. Dans l'autre (flacon expérience), l'empois a d'abord subi une première transformation, il est passé de l'état solide à l'état liquide; puis, dans le même temps, une seconde transformation, que l'on peut constater : les réactifs décèlent alors la présence de glucose.

Quant aux granulations moléculaires dont l'examen microscopique nous avait révélé l'existence dans le foie normal, elles ont été le sujet, placées dans l'empois, d'évolutions caractéristiques. D'abord simples petites sphères, chacune isolée parmi les autres, chacune pouvant être distinguée à son mouvement brownien, elles se sont présentées, par suite d'une première évolution, deux par deux, complétement liées ensemble, chaque groupe de deux parfaitement distinct, puis elles sont devenues chapelets, bactéries, bactéridies, suivant le moment de l'observation.

A quoi attribuer ces phénomènes? La transformation de l'empois en glucose est-elle une simple coïncidence, et l'apparition des bactéries doit-elle être attribuée, soit aux germes apportés par l'air, soit à une génération spontanée? On pourrait le prétendre, si, d'un côté, l'ébullition de l'empois et la créosote n'étaient pas suffisants pour tuer ces germes, et si, d'un autre côté, on n'avait pas suivi, de moment en moment, l'évolution des corps granuleux. Votre œil lui-même a été témoin de chacune des phases de ce phénomène ; il en a observé les transitions, et jamais, à aucun moment, n'a aperçu sur le champ du microscope rien qui pût témoigner de l'action de l'air.

De ces deux expériences souvent répétées, je conclus :

La cellule est une agglomération de petits corps granuleux.

Ces corpuscules, qui sont les granulations moléculaires observées par les auteurs, les *microzymas* de MM. Béchamp et Estor, ont un mouvement très-vif, *mouvement brownien,* qui leur est propre.

Ils résistent à la potasse caustique et à l'acide acétique.

Ils fonctionnent, puisqu'ils font passer l'empois de l'état solide à l'état liquide et le transforment en glucose.

Ils évoluent et se développent, puisque les corpuscules sphériques deviennent bactéries et bactéridies : donc ils sont organisés et vivants. Le nom de *microzyma* étant un nom générique, n'impliquant seulement que les phénomènes dont nous avons été le témoin ; nos expériences nous donnant d'ailleurs le droit d'émettre une opinion, nous en usons en adoptant ce mot, dont nous nous servirons désormais pour désigner ces ferments.

III

Les granulations moléculaires des auteurs, que nous savons maintenant être des *microzymas*, ont été facilement vues dans toutes les cellules épithéliales, les organes glanduleux, etc., par les micrographes ; mais il est des tissus où leur observation n'est ni aussi facile ni aussi directe, et, parmi ces tissus, personne ne contestera l'importance du globule sanguin.

Expérience C. — Faites-vous une légère piqûre, et prenez une goutte de votre sang. Examinons au microscope (obj. 7, oc. 1, Nachet). Vous êtes en bonne santé : le champ est plein de globules sanguins. Mettez une goutte d'eau distillée : nous voyons sous notre œil la matière colorante du globule rouge se dissoudre, et le globule se hérisser de pointes, affecter assez bien la forme du marron d'Inde. Ne quittez point le microscope, car il importe de voir toutes les phases du phénomène se passer sous son œil. Voici que les globules deviennent de plus en plus pâles ; des amas de granulations, je me trompe, de microzymas, apparaissent, peu à peu se dissocient, et, obéissant chacun au mouvement qui lui est propre, se répandent peu à peu par tout le champ.

De cette observation, dont rien, grâce à notre attention persévérante, ne nous est échappé, nous concluons que le globule sanguin est une agglomération de microzymas.

Expérience D. — Saignez un poulet et recevez-en le sang directement, dans un vase contenant de l'alcool à 45°. Faites en sorte d'avoir à peu près la même quantité de cette eau alcoolisée et de sang, résultat que vous obtiendrez en versant le mélange à mesure que le poulet saigne. Si vous examinez cette masse, vous verrez, comme dans l'expérience précédente, les globules pâlir, devenir granuleux, se résoudre en microzymas. A mesure que les globules diminueront en nombre, les microzymas se multiplieront et se répandront dans le champ. Lorsque vous ne verrez plus de globules, qu'ils seront tous dissociés en masses granuleuses, celles-ci formeront un dépôt au fond du vase. Jetez le liquide sur un filtre. Le dépôt est retenu ; mais il s'échappe toujours quelques microzymas. Le liquide ainsi obtenu est transparent. Mettez-le au bain-marie, maintenu, comme il a été dit plus haut, à la température physiologique. On le voit, au bout de quelque temps, se troubler; peu après, un dépôt est formé au fond du flacon. Examinons au microscope; l'examen nous fait voir des leucocytes.

Quelle est la cause de cette prolifération? Les quelques microzymas échappés au filtre. Au premier abord, il semble que la réponse soit hasardée. On ne voit pas ici, comme dans l'expérience citée plus haut, chacune des phases de l'évolution; on ne les suit pas avec l'œil. Mais, si l'on répète souvent l'expérience, si l'on multiplie les examens, on arrivera à saisir les périodes transitoires du phénomène. Ainsi il m'est arrivé de voir sous le champ du microscope de petits groupements de microzymas, ailleurs des cellules petites, très-pâles, puis d'autres plus accentuées. Ces divers faits qui se sont présentés suffisent pour initier l'observateur au mécanisme de cette production. Si, dans l'expérience déjà citée, on peut faire l'analyse de la cellule; si on peut la voir assez rapidement se dissocier en masses granuleuses, puis en microzymas; ici, avec de la patience, il est vrai, et plus lentement, on peut arriver à en faire la synthèse. C'est le phénomène inverse.

Il est une objection que je prévois. Votre expérience est fort explicable, me dira-t-on : ce n'est point un microzyma, c'est un leucocyte qui a échappé au filtre et qui a proliféré. Je dois à la vérité de déclarer que jamais je n'ai vu un leucocyte sur le point de se diviser ; jamais je n'ai constaté, malgré le désir que j'en avais, des traces de scission, et pourtant le champ du microscope m'offrait jusqu'à 15 et 18 leucocytes.

Nous avons dans notre expérience un liquide vivant, fourni par le poulet ; la température physiologique, donnée par un bain-marie surveillé avec attention. Les *microzymas* placés dans ces circonstances normales nous ont donné des leucocytes ; ils sont donc, comme on l'a dit, facteurs de cellules.

Les corpuscules, mis au contraire dans l'empois, c'est-à-dire dans un milieu anormal, ont évolué en chapelets, bactéries, bactéridies.

Nos auteurs trouvent l'application naturelle de ces faits en pathologie.

IV

Le lecteur, qui nous a prêté son attention, sait maintenant ce qu'il faut entendre par *microzyma*. Ce qu'il sait, il l'a appris, non point en *lisant* des définitions d'auteurs et les raisonnements qui en sont inséparables, mais en *voyant* des expériences qu'il avait installées lui-même, en les suivant dans toutes leurs phases. Il nous pardonnera, sans doute, de le retenir encore ; dès à présent le sujet vaut la peine d'être approfondi. Nous allons, s'il le veut bien, reprendre ensemble la communication de M. Béchamp à l'Académie, citée au début de ce mémoire, et chercher, aidés de nos connaissances nouvelles, à nous rendre compte du fonctionnement de ces corpuscules.

« L'être vivant, rempli de microzymas, disent nos observateurs, porte en lui-même les éléments de la vie, de la maladie, de la mort et de la totale destruction. »

Les granulations moléculaires que nous appelons *microzymas* se retrouvent, en effet, au sein de tous nos éléments. Quel que soit le tissu que vous preniez pour objet de vos recherches, vous pouvez toujours constater qu'il recèle de ces petites granulations. Souvent évidentes au simple examen, elles ne nous apparaîtront, d'autres fois, qu'à l'aide de réactifs. C'est ainsi que, pour les apercevoir dans les globules sanguins, nous nous sommes servi d'une goutte d'eau distillée (*expér. C*). De même, si l'on veut les chercher dans le muscle, on devra recourir à l'acide chlorhydrique au millième ou au suc gastrique. Il nous est impossible d'énumérer ici et même de prévoir tous les cas où les microzymas ne pourraient être constatés directement (le sujet est si vaste et les données si complexes!), ni de rapporter tous les artifices de laboratoire qui permettraient de les mettre en lumière. Il nous suffit de montrer qu'ils se trouvent constamment dans les profondeurs de l'organisme.

D'ailleurs tout vient de la cellule, cela a été démontré par d'autres que par nous, et vous avez eu sous vos yeux, tout ensemble, et l'analyse et la synthèse de la cellule. Nous l'avons vue se résoudre en *microzymas* dans l'*expérience A*. Dans une autre expérience (*exp. D*), nous avons pu constater qu'elle se formait, molécule à molécule, dirait

M. Robin, *microzyma* à *microzyma*, disons-nous. Elle s'est constituée au sein d'un blastème par le groupement des *microzymas* qui s'y mouvaient épars.

Voilà pour l'importance de ces petits ferments au point de vue de l'histologie.

Entrons maintenant dans le domaine de la physiologie. Nous venons de dire que les granulations organisées, vivantes, qui font l'objet de ce mémoire, se retrouvent dans les profondeurs de tous nos tissus; il faut ajouter que le foie est l'organe qui en présente le plus. Les *microzymas* abondent dans le foie; c'est même pour cela que nous avons choisi tout d'abord ce viscère pour l'objet de nos expériences. Nous savons encore que, sous l'influence de ces petits ferments, les substances amylacées sont transformées en glucose. Ceci posé, qui ignore les admirables travaux de M. Claude Bernard sur la fonction glycogénique du foie? L'éminent physiologiste « a prouvé surabondamment que la matière sucrée qui se produit chez les animaux est complétement indépendante d'une alimentation végétale saccharifère. » Il a su « montrer que les animaux ont la faculté de créer les principes immédiats nécessaires à leur existence. » Les expériences de nos auteurs sont, en quelque sorte, le corollaire de celles de M. Claude Bernard. Ce sont les *micro-*

zymas, si nombreux, si évidents dans le foie, qui sont les agents de cette création, si clairement mise en lumière par le savant professeur du Collége de France. Aux données toutes nouvelles sur la glucogénie, que la science lui doit, ajoutez celles qui nous sont fournies par les expériences dont nous avons été les témoins: vous aurez sur cette fonction, dont le rôle est si important dans notre économie, un corps de doctrine où tout s'enchaîne avec une logique parfaite, quoique les auteurs ne se soient pas consultés.

D'un autre côté, ne peut-on pas dire, d'une manière générale, qu'il est admis, en physiologie, que le fonctionnement d'une glande n'est pas autre chose que le résultat de la nutrition de cette glande? Les *microzymas* que l'on constate en abondance au sein du tissu de ces glandes, à la fois bases de leurs éléments histologiques et agents de leur fonctionnement, sont par suite les agents de leur nutrition. Qu'est-ce donc que la vie? Son phénomène le plus caractéristique n'est-il pas la nutrition?

Prenez cette autre fonction, qu'il serait ridicule d'appeler importante, puisqu'elle est fondamentale, que de son intégrité dépend la santé et la vie de l'animal: nous voulons parler de la respiration. M. Claude Bernard, dont les travaux vont nous servir encore, a fait ressortir dans son enseignement le rôle du globule sanguin comme élément respiratoire.

L'*expérience C* nous a montré que le globule sanguin n'est qu'une agglomération de ces petits ferments, dont nous avons constaté le mode d'action, des microzymas. Bien plus, écoutez le professeur du Collége de France : « Les phénomènes chimiques qui se passent dans les tissus et dans les globules du sang sont regardés le plus généralement comme des phénomènes de vraie combustion ; ils me semblent participer beaucoup plus de la nature des fermentations. »

Fermentation ! le mot est prononcé. Tout le monde connaît les sévères procédés d'investigation suivis, à l'abri de toute idée préconçue et des interprétations erronées qu'elle provoque, par M. Cl. Bernard, avec la seule préoccupation de n'enregistrer que le fait observé, pour arriver à la vérité scientifique; et lui-même a eu bien soin de prévenir ses auditeurs toutes les fois qu'il a parlé de la méthode expérimentale dans ses leçons, qui ont eu un si grand retentissement. C'est en se basant sur des travaux physiologiques ainsi faits que M. Cl. Bernard en est venu à prononcer ce mot de fermentation. Le ferment que vous retrouvez dans les tissus et dans les globules du sang, MM. Béchamp et Estor le mettent aujourd'hui en lumière : c'est le microzyma. Partis de deux points de départ bien différents, poursuivant tous deux des travaux qui n'avaient rien de commun, M. Bernard en physiologie, M. Béchamp en chimie, les deux savants observateurs se sont rencontrés au but et sont arrivés à la même donnée scientifique. Lorsque M. le professeur Béchamp s'occupait des fermentations chimiques, se doutait-il qu'il se trouverait un jour en pleine physiologie ? Le fonctionnement des granulations moléculaires de la craie fut un trait de lumière. Vous pouvez lire un article de journal de 1865, un simple compte rendu de journal, dans lequel M. Estor entretenait les lecteurs des recherches de M. Béchamp : « Il est facile de deviner, disait-il, les tendances du savant professeur : chaque cellule vit à la manière d'un globule de levûre ; chaque cellule doit modifier, pour son usage, les matériaux de nutrition qui l'environnent, et l'histoire générale des phénomènes de nutrition nous enseigne que ces modifications sont dues à des ferments. On sait quelle émotion a accueilli les admirables travaux de Virchow sur la *Pathologie cellulaire ;* dans les remarquables recherches du professeur de Montpellier, on ne découvre rien moins que les fondements d'une physiologie cellulaire. »

Il ressort de tout ce qu'il vient d'être dit que

l'organisme est rempli de microzymas, que ces petits êtres sont les agents de la nutrition et de la respiration. Les agents de la nutrition, de la respiration! MM. Béchamp et Estor s'avancent-ils trop en nous disant qu'ils sont les éléments de la vie?

Voyons maintenant comment intervient le microzyma dans la maladie. Si l'*expérience D* nous a montré que les corpuscules ferments sont facteurs de cellules, nous avons vu dans l'*expérience A* que, dans un milieu anormal, ils évoluent en chapelets, bactéries, etc. Examinez au microscope des pièces pathologiques, il vous arrivera de constater qu'elles sont le siége d'une évolution semblable; bactéries, chapelets à deux ou trois grains, suivant le moment où vous saisirez le phénomène, vous en aurez la preuve sous vos yeux. D'ailleurs nous ne disons ici rien de nouveau. L'existence de bactéries dans le sang et les tissus des malades atteints de charbon, de fièvres typhoïdes, etc., a été signalée. Un kyste des grandes lèvres, enlevé et examiné immédiatement après l'opération par M. Estor, renfermait des bactéries; cette observation a été communiquée à l'Académie des sciences. J'en ai moi-même constaté dans la gangrène. C'est donc un fait admis que, si, dans l'état de santé, les microzymas se présentent dans nos tissus sous la forme de granulations moléculaires, pendant la maladie ils peuvent se présenter sous la forme de chapelets, bactéries, suivant le moment de l'observation. Qu'y a-t-il eu de changé? Evidemment, le milieu vivant. C'est ainsi que nous donnons l'explication toute naturelle de ce précepte, qui s'est transmis à travers les générations médicales, comme l'enseignement de la plus saine clinique, qu'il importe dans tout acte morbide, tout en ne négligeant point la lésion locale, de s'adresser à l'état général du sujet. En suivant cette pratique, vous changez les conditions du milieu : le développement du microzyma en chapelets et bactéries s'arrête; la bactérie retourne à la granulation moléculaire normale, qui poursuit alors son rôle physiologique.

C'est ainsi que les microzymas deviennent et sont les agents de la maladie. C'est ainsi qu'ils pourront déterminer la mort.

Il nous reste à parler de la destruction totale.

L'organisme étant frappé de mort, les fonctions d'assimilation ont à jamais disparu. Les microzymas que chacun de nos tissus récèle dans son sein cessent dès lors de recevoir du dehors les matériaux nécessaires à leur fonctionnement. Le milieu intérieur dans lequel ils puisaient les éléments de leur nutrition est désormais stagnant, identique à lui-même, jamais renouvelé, et ne présente plus aucun de ces phénomènes indispensables à ce double mouvement de combinaison et de décombinaison qui est la nutrition, qui est la vie. Tout, autour d'eux, est frappé d'inertie, et cependant leur action continue! Comment donc? C'est que, s'il ne vient plus du dehors ces matériaux à l'aide desquels ils fonctionnaient, il y a dans le cadavre de l'animal les matériaux qu'il a formés pendant sa vie. C'est à leurs dépens que le microzyma continue à fonctionner. Il se nourrit de tous les éléments au milieu desquels ils sont plongés dans nos cellules; il décompose la trame de nos tissus pour en absorber les éléments. Ce milieu inerte, cadavérique, dans lequel puise le corpuscule ferment, va s'altérant toujours à mesure que celui-ci fonctionne. Disons-le en passant, voilà l'explication très-facile de ce fait assez connu, que l'on ne peut jamais faire de l'histologie avec des cadavres qui ont séjourné quelque temps dans les salles de dissection.

On objectera que des larves sont venues du dehors, que l'air a déposé des germes dans ce cadavre, qui est le sujet de ces fermentations. Sans doute vous pourrez constater et de ces larves et de ces germes apportés par l'air extérieur; mais cela ne prouve point que l'action que nous indiquons ne soit vraie. Elle est *vraie*, elle est *nécessaire*. Faites cette expérience. Créosotez toute la partie extérieure d'un fragment cadavérique, de manière à tuer tous ces germes dont vous signalez la présence, et vous ne conserverez pas davantage les éléments histologiques. N'est-ce pas un fait très-connu, qu'on ne peut jamais empêcher la viande de se pourrir? Grâce à Dieu, on l'a assez invoqué pour mettre en avant une génération spontanée. Mais c'est là une interprétation fausse d'un fait très-vrai. Vous savez que, à l'état normal, le foie est plein de microzymas ; prenez ce foie dans ces conditions normales. Après avoir constaté, par un examen microscopique, qu'il ne contient que des microzymas à l'état de granulations moléculaires, mettez-le dans de l'eau bouillante, et maintenez la température de manière à en brûler la surface. Bien plus, pendant que l'ébullition continue, scellez votre flacon à la lampe. Prenez encore plus de précautions : ajoutez-y de la créosote ; vous ne pourrez plus alors invoquer l'action des germes apportés par l'air, et cependant la putréfaction aura lieu. Ce sera par le *centre du foie* qu'elle débutera, parce que la coction, suffisante pour le défendre contre les germes de l'air et paralyser l'action des microzymas sur les couches extérieures, n'aura pas pénétré dans les couches profondes du viscère et n'aura, par conséquent, gêné en rien l'action des ferments qui y sont contenus.

Reste la génération spontanée. Mais remarquez que d'emblée vous n'aurez pas la bactérie. La bactérie est une des phases de l'évolution du microzyma : avant d'être bactérie, le microzyma aura été chapelet; avant d'avoir eu trois grains, il en aura eu deux; avant d'en avoir eu deux, il aura été à l'état de granulation moléculaire, c'est-à-dire qu'il se trouve constamment dans le foie normal, tel que vous l'avez constaté vous-même. Vous aurez même vu les sphères isolées ou agglomérées deux par deux, ou trois par trois, se déformer, affecter un grand et un petit diamètre, vous présenter enfin la transition entre leur état sphérique et leur réunion en chapelet. Vous aurez pu noter également dans le chapelet la transition de la forme bactérie, bactéridie, à la forme mycélium; la forme sphérique de chacun des ferments, leurs lignes de démarcation, se sont peu à peu effacées, et vous n'avez plus qu'un long tube à ligne droite, sans aucune trace de scission. Dans une évolution aussi caractéristique, que l'on peut suivre avec tant de précision, où donc y a-t-il place pour une génération spontanée?

Le microzyma se nourrit donc des matériaux albuminoïdes que contient le cadavre, et à mesure le cadavre va s'altérant toujours. Le milieu n'est plus normal; aussi le microzyma n'est plus facteur de cellules, il évolue en chapelets et bactéries. Plus son évolution est avancée, plus vous aurez des phénomènes de fermentation dus à l'action de ces petits ferments. Voilà l'odeur cadavérique qui apparaît (plus tôt en été). Cette odeur n'est rien autre chose que le produit de l'activité des microzymas. Elle est due aux gaz que développe la fermentation de ces petits ferments. Conservez le flacon qui vous a servi pour l'expérience dans laquelle le microzyma, placé dans des conditions anormales, a évolué en chapelets et bactéries, et les gaz se produiront avec une telle abondance que vous en serez frappé. Il m'est arrivé dans une de mes expériences de recevoir, à une distance assez grande de mon petit appareil, le bouchon de la fiole en pleine figure. Une autre fois, je causais avec un de mes confrères, dans une pièce à côté de celle où se poursuivait l'expérience; nous fûmes saisis par une explosion. Il s'était développé, en sept heures, une quantité de gaz assez considérable pour faire éclater le flacon. Quant à l'odeur de ces gaz, elle est caractéristique; elle est assez mauvaise pour que la démonstration que je poursuis n'ait rien à désirer.

Nous savons que ce n'est pas seulement la destruction du cadavre, mais la vie même de l'organisme, qui est le résultat de l'activité de ces ferments; aussi, pendant la vie, vous aurez également ces gaz, produits de la fermentation. La mauvaise odeur de toutes nos sécrétions, de la sueur, des matières fécales, etc., trouve ainsi son explication bien naturelle. On a blâmé l'expression de M. Estor : « Nous nous putréfions sans cesse. » Il s'est même trouvé un critique qui s'est plu à jouer sur les mots et à faire des plaisanteries peu dignes et des savants à qui elle s'adresse et du public médical ; triste récompense des fatigues et des travaux que causent des recherches entreprises et poursuivies sans relâche pour le seul intérêt scientifique (1) ! Nous nous putréfions sans cesse, c'est-à-dire notre corps est le théâtre de fermentations continuelles, qui dégagent chez le vivant, comme dans un flacon d'expérience, les gaz qui en sont les produits.

En dépit des cosmétiques et de toutes les compositions le plus finement aromatisées, chacune de nos sécrétions conservera son odeur caractéristique.

(1) *Lyon médical*, 22 mai 1870.

« Mais pour d'autres, je le crains bien, *nous putréfier sans cesse*, quoique le raffinement de l'art culinaire ait inspiré, pour certaines putréfactions, moins que du dégoût, paraîtra d'une gaîté très-peu folle. »

Nous n'avons qu'à mentionner en passant l'odeur particulière aux pieds qui ne sont point tenus avec propreté, pour n'avoir pas besoin d'insister sur cette démonstration. D'ailleurs, ce mot de putréfaction n'est pas nouveau dans notre science. Déjà Hermann l'avait prononcé et s'en était servi pour expliquer des phénomènes qu'il avait observés dans les muscles. On peut voir dans le livre de Paul Bert (*Leçons sur la physiologie comparée de la respiration*) la longue discussion que cet auteur entame à ce propos.

V

Jetez un coup d'œil sur l'ensemble de l'organisme, l'esprit plein de toutes ces connaissances nouvelles : vous verrez l'être entier, complètement rempli de microzymas, être le théâtre de l'activité incessante de ces corpuscules ferments, aux proportions si microscopiques, que souvent ils sont passés inaperçus, et que, lorsqu'ils ont été constatés, leur présence n'a jamais arrêté l'attention de l'observateur. Végétal ou animal, si son infime petitesse ne nous a permis d'apercevoir que sa forme grossière, qu'importe? Nous voyons son mouvement, nous constatons qu'il fonctionne. Il est à la fois la base et l'agent de tout organisme.

Développez ces expériences, et les résultats iront s'agrandissant. Je cueillis un jour une amande verte et la portai immédiatement sous le champ du microscope. Cet examen me montra dans l'amande les petites sphères que je connaissais bien, avec le mouvement brownien le plus accentué. Je viens encore d'examiner une amande mûre ; celle-ci m'a offert des corpuscules graisseux, semblables à ceux que l'on trouve dans le lait, qui étaient dus à l'huile que contient l'amande ; et, au milieu de ces corpuscules, les granulations moléculaires, qui ne faisaient point défaut.

J'entends quelques lecteurs se récrier sur l'universalité de ce petit ferment. Nous nous défions, disent-ils, des remèdes qui guérissent tous les maux. Assurément, vous faites bien de craindre les panacées; mais, de grâce, il s'agit de science, parlons en savants. Voici l'objection : Comment le microzyma peut-il faire ici un tube nerveux, là une fibre musculaire, plus loin un globule sanguin? Comment ici s'arrange-t-il en viscère et fonctionne-t-il diversement dans cet autre tissu où il est os, et pourtant toujours microzyma ? Pour vos expériences, le foie d'écrevisse vous a fourni des granulations moléculaires absolument comme le foie de veau, absolument comme le foie de poisson. Bien plus, comment pouvez-vous dire qu'il fait également une cellule animale et une fibre végétale? Ne craignez-vous pas qu'un microzyma inattentif n'ébauche un végétal au sein même de votre corps? La plupart de nos lecteurs ne nous verront pas sans impatience reproduire un tel argument. Ils penseront que nous ne sommes plus au temps où le savant était un homme à prodiges, qu'aujourd'hui la science doit être austère et dédaigner les facéties de contradicteurs qui ne cherchent qu'à rire; mais l'objection nous a été présentée sérieusement par des confrères.

Nous allons donc nous y arrêter. D'ailleurs, cela nous permettra d'entrer dans quelques considérations qui ne seront pas dépourvues d'intérêt.

L'organisme tout entier est maintenant, pour le lecteur qui nous a prêté son attention, un agrégat de microzymas. Mais le microzyma n'est point une cellule inerte. C'est un corpuscule ferment, organisé, vivant. Il se passe donc en lui tous les phénomènes indispensables à la vie; en lui s'accomplissent les fonctions sans lesquelles la vie est impossible. Il est le siége de ce double mouvement en sens inverse, qui assimile et désassimile. Si donc un premier coup d'œil jeté sur l'organisme l'enveloppe tout entier dans son ensemble, le montre comme un agrégat d'une infinité de petits corps aux proportions microscopiques ; le second examen, plus instruit, plus philosophique, le décomposant, fera voir que la grande fonction de l'ensemble organique, la vie, n'est que le résultat de toutes les fonctions des molécules vivantes qui le constituent.

L'agrégat histologique est aussi un agrégat physiologique.

On comprendra qu'un organisme est un tout, composé d'éléments plus ténus, dont chacun, considéré isolément, est également un tout; que cette entité vivante, fonctionnant et *vivant,* n'est que la réunion d'entités plus petites, chacune ayant sa vie propre, sa fonction propre, sa loi, accomplissant son évolution au même titre que l'être tout entier. La molécule ferment, base de l'organisme, est à la fois un détail, un rouage dans l'ensemble, lié aux autres pour concourir au but général, et un tout isolé, qui est lui-même le siége de phénomènes dont le but est sa vie propre.

Sans doute Virchow avait déjà dit avant nous que « chaque animal représente une somme d'unités vitales, qui portent chacune en elle-même les caractères complets de la vie.... On voit que l'organisme élevé, que l'individu résulte toujours d'une espèce d'organisation sociale, de la réunion de plusieurs éléments mis en commun : c'est une masse d'existences individuelles, dépendant les unes des autres; mais cette dépendance est d'une nature telle, que chaque élément a son activité propre, et même lorsque d'autres parties impriment à l'élément une impulsion, une excitation quelconque, la fonction n'en émane pas moins de l'élément lui-même et ne lui en est pas moins personnelle. » Mais faites bien attention que, pour Virchow, l'unité vitale est dans la cellule. Pour nous, l'unité vitale est dans le microzyma. Il y a là une bien grande différence. La cellule, en effet, qui a son existence individuelle au sein de nos tissus, n'a pas de vie propre, indépendante; séparez-la de l'organisme auquel elle appartenait, et elle est frappée d'inertie.

Le microzyma, au contraire, a sa vie *propre, indépendante,* qu'on ne lui enlève pas en le séparant de l'organe qui le renfermait. Vous l'avez vu, dans nos expériences, fonctionnant dans un flacon absolument comme dans les profondeurs de notre organisme, donnant des produits divers suivant le milieu où il était placé. C'est un ferment dont l'activité est incessante. Nous avons dit comment son fonctionnement, que la mort de l'animal n'arrêtait pas, déterminait dans le cadavre, à l'abri de tous les germes apportés par l'air, au milieu de toutes les précautions qui pouvaient nous mettre en garde contre les causes d'erreur, cette altération si caractéristique de nos éléments histologiques. Telle est l'unité essentiellement douée de vie et d'activité que vous retrouverez toujours au fond de tout organe. Sa réunion avec d'autres unités semblables constitue l'individu. L'organisation sociale, comme dit Virchow, de toutes ces existences individuelles, produit la vie de l'ensemble, qui n'est qu'une grande fonction, résultat de toutes ces fonctions isolées, mais concourant à l'harmonie générale. L'animal, dont le corps est la réunion d'organes, est une unité vivante, dont la vie est le produit d'autres unités vivant également chacune selon sa loi.

Voilà la vue saine et vraiment scientifique que doit présenter tout organisme.

Complétons maintenant ces considérations; nous arriverons à une donnée de M. Claude Bernard.

L'éminent physiologiste s'est plu à considérer le liquide sanguin, au sein de notre organisme, comme un véritable milieu liquide intérieur, dont les éléments anatomiques seraient les habitants intérieurs. M. Bernard a particulièrement insisté sur cette idée d'un *milieu* intérieur. Il ajoute qu'il la croit très-juste au point de vue de la physiologie expérimentale. Elle est mieux que cela ; c'est une vérité *philosophique* dans le sens tout nouveau qu'il faut attacher à cette expression. Je m'explique.

Le mot *philosophie* désignait autrefois une science placée au-dessus de toutes les autres, empruntant tantôt à l'une, tantôt à l'autre, les données incomplètes qu'elle pouvait alors fournir ; les dominant toutes par la grandeur de son étude et l'immensité de son objet. Elle ne se proposait rien moins que la recherche des causes premières et la découverte des principes de toutes choses.

Que peut chercher l'homme au delà ? Chaque *ami de la sagesse*, c'est ainsi que s'appelait celui qui cultivait cette science, s'emparait habituellement d'un petit fait, le premier qui le frappait, le développait sans contrôle, le commentait en invoquant des analogies plus ou moins bizarres, et, son imagination lui venant en aide, à force de rêveries, arrivait à formuler la grande, l'universelle explication.

Exemple. — Thalès voit du limon se déposer peu à peu au fond d'un vase qu'il avait rempli d'eau; il contemple, il songe; il remarque que les semences de tous les animaux sont liquides, et un jour il formule sa théorie : l'eau est le principe de tout.

Ainsi se formait une école philosophique. Aujourd'hui que l'on ne peut considérer sans admiration l'immensité des connaissances que l'esprit de l'homme a fait sortir des ténèbres, la nature n'est plus pour la science humaine une lettre morte. Si elle ne lit pas encore couramment, elle fait plus qu'épeler. Chaque science est arrivée à formuler des lois assez générales pour qu'elles trouvent leur application dans les autres sciences. Aussi il n'est pas difficile à l'esprit qui juge de haut l'ensemble des connaissances humaines de voir, du milieu de cette multitude de faits amassés, se dégager de grandes vérités ; de même que devant l'œil du peintre se détachent de grandes lignes de l'ensemble du paysage qu'il contemple. C'est à l'aide de ces lois, embrassant la généralité des phénomènes, que de toutes les sciences se formera peu à peu la *science*. Le penseur peut déjà prévoir son enfantement insensible, assister à sa formation. Ce sera la *science* qui doit, comme la philosophie antique, planer sur les sciences, mais différente d'elle en ce qu'elle empruntera à *toutes*, et non point à telle ou telle seulement, des données *incontestables* et non incertaines pour formuler les lois générales de la nature, restant ainsi dans son domaine et ne cherchant pas à s'élever jusqu'au ciel, de peur de rester dans les brouillards.

Que l'on nous pardonne cette digression ; elle était nécessaire pour rendre notre pensée. Cette idée d'une atmosphère physiologique intérieure m'apparait avec ce cachet d'exactitude, de vérité scientifique, nécessaire pour être durable. Elle embrasse directement la série physiologique, trouve même son application dans toute l'étendue de l'histoire naturelle. Elle est trop générale pour rester dans le cadre relativement restreint d'une science; elle appartient à la *science*, dans le sens que j'assigne à cette expression. J'en fus frappé la première fois que je la trouvai dans mes lectures. Les travaux ultérieurs viendront suffisamment prouver mon assertion; cette conception recevra nécessairement de magnifiques développements.

Cette idée d'un milieu physiologique intérieur au sein de l'être organisé bien comprise et acceptée, il ne faudrait pas croire que le sang fût exactement ce milieu. Certes l'on voit que nous ne méconnaissons ni l'importance ni la valeur de cette pensée du maître. Mais Claude Bernard l'a émise comme une conception de son esprit, avec l'autorité du savant qui, après avoir pratiqué beaucoup d'expériences, enregistré beaucoup de résultats, poussé par son génie, va bien au delà des faits observés et connus, et formule à l'avance de grandes lois, dont l'avenir fournira la démonstration.

Le sang n'est pas d'une manière immédiate le milieu physiologique intérieur de l'être humain, et nos éléments histologiques n'en sont pas directement les habitants, vivant au milieu de lui, entourés de toute part par lui, grâce à la multiplicité des vaisseaux capillaires, qui sont, comme on le sait, répandus dans tous nos organes avec une incroyable profusion. Ce n'est ni aussi simple ni aussi direct. Si riche que soit le réseau capillaire, il s'arrête à la cellule ; aucune de ses ramifications, si petite qu'elle soit, ne pénètre dans la cellule même, et c'est dans cet intérieur qu'habite le microzyma; c'est là qu'il vit, là qu'il est dans son milieu.

Chaque corpuscule ferment a le sien qu'il élabore, qu'il transforme, auquel il emprunte et il rend; dans lequel il produit, suivant les conditions normales ou anormales qui l'entourent, dans lequel il vit enfin suivant sa loi. Le sang fournit à tous ces milieux les éléments nécessaires aux élaborations qui se passent en eux. Le sang est un milieu d'échange; qu'on nous permette cette expression, c'est le milieu des milieux. Quelque lecteur trouvera peut-être tout cela bien compliqué, mais ce n'est point notre faute: qu'il admire bien plutôt cette organisation merveilleuse! Je ne connais pas de méditation plus utile ni plus féconde en enseignements salutaires. De même que la terre qui nous supporte, l'atmosphère dans laquelle nous sommes plongés, les influences telluriques, sociales, etc., sont le milieu de l'homme, milieu avec lequel il fait de continuels échanges; de même le microzyma est lié à son milieu par des rapports constants, inévitables; il y puise les matériaux nécessaires à son fonctionnement et les lui restitue sous une autre forme avec les produits de son élaboration, élaboration qui varie. Chaque milieu, lié ainsi aux microzymas qui l'habitent, a, d'un autre côté, des rapports incessants avec le milieu général, le liquide sanguin. Celui-ci, soumis à son tour à la même série des phénomènes en sens inverse, prête et reçoit, fournit en un mot des éléments de réparation, qui lui sont restitués sous la forme qui lui est la plus propre. Voilà comment nous avons été conduits à dire que le sang est un milieu d'échange. C'est par ce mécanisme, le plus admirable de tous, que se produit, que se maintient l'harmonie générale.

Chaque molécule vivante trouve autour d'elle les matériaux nécessaires à son élaboration et produit pour ses voisines, qui les lui ont fabriqués, qui les lui ont cédés, les éléments dont celles-ci ont besoin à leur tour pour leur fonctionnement.

Organisation prodigieuse, où l'intelligence humaine peut puiser d'éternels sujets d'admiration! Cercle merveilleux que celui où se fait ce travail général, cet échange continuel, incessant, de toutes les minutes, de toutes les secondes; où tout fonctionne, où tout est utilisé, où tout concourt, et par les procédés les plus ingénieux, au but général: l'être et sa vie!

Je note, en passant, une application à la médecine pratique. Les troubles qui surviennent dans le milieu où nous vivons sont la cause de presque toutes les maladies qui nous affligent: épidémiques, endémiques, sporadiques, différentes suivant les zones qu'elles ravagent, variant avec la nature même du trouble; de même les changements survenus dans le milieu général intérieur influent directement par le mécanisme que nous avons indiqué, sur l'état des divers milieux, sur le fonctionnement des habitants qui y sont plongés. Nous arrivons ainsi une seconde fois à cette conclusion, qui est un des préceptes les plus recommandés dans la médecine hippocratique : qu'il faut toujours, lorsqu'on a à traiter une maladie, s'occuper de l'état général du sujet. Ce n'est point à dire qu'il faille le moins de monde négliger la lésion locale ; mais il importe de ne point oublier que le praticien doit s'inspirer de l'état général du malade qu'il a à soigner, pour y découvrir une source d'indications précieuses à remplir.

On nous enseignait, en philosophie, au nom de raisonnements logiques, que la même puissance qui donne à l'être la vie doit la lui maintenir par le même effet de son pouvoir, autrement elle cesserait de suite. Cette pensée a été bien résumée par de Maistre : « Chaque instant de notre existence est une création nouvelle. » Aujourd'hui la science *expérimentale*, et à sa tête Claude Bernard, que nous nous plaisons à citer parce que c'est à son enseignement que nous devons le plus, affirme que « les procédés qui nourrissent l'être qui se développe dans l'œuf sont les mêmes que ceux qui nourrissent et maintiennent son corps à l'état adulte. » La nutrition n'est point une simple assimilation alimentaire, chimiquement directe ; c'est une génération continuée. L'être brut, la pierre, s'accroît directement en s'adjoignant des molécules que le hasard ou la main de l'homme lui incorpore, et qui deviennent ainsi, qu'on nous pardonne l'expression, ses aliments, puisqu'elles sont les agents de son accroissement. Rien de semblable chez l'être organisé.

Il ne s'incorpore pas ainsi directement les aliments par la nutrition, il faut qu'il y ait élaboration, transformation. « On ne peut pas nourrir un animal en injectant dans ses veines des produits alimentaires dissous ou même modifiés par les sucs intestinaux. » L'alimentation ne nourrit que par « une création continuée de la matière organisée, au moyen de procédés histogéniques propres à l'être vivant. » L'être brut s'accroît, diminue, change de forme, de nature, peut même disparaître en poussière ou s'accroître d'une manière continue jusqu'à atteindre des proportions indéfinies : le hasard seul est sa loi. Chez l'être organisé, tandis que l'alimenmentation est intermittente, la nutrition est continue. C'est par intervalles que le milieu physiologique, le sang, reçoit du dehors les matériaux que lui apporte l'alimentation ; mais sans cesse se font, entre le sang et les divers milieu de notre organisme, ces échanges dont nous avons parlé. Le fonctionnement de nos microzymas plongés dans ces milieux ne saurait s'arrêter un instant. Troublez les milieux, modifiez les conditions normales, leur action n'en sera pas paralysée. Elle sera simplement modifiée ; au lieu de concourir à la santé et à la vie de l'être, elle déterminera fatalement chez lui la maladie et la mort.

L'activité, au sein de notre organisme, est incessante ; la création continuelle. Notre santé et notre vie ne sont que le résultat de ce fonctionnement incessant de tous nos éléments, fonctionnement qui ne saurait être dévié sans produire la maladie et la mort. Cela est si vrai que, dans les maladies consomptives, dans la convalescence, les matériaux qui arrivent du dehors n'étant plus en assez grande quantité pour suffire à l'activité incessante de nos microzymas, et ceux-ci étant animés sans cesse de la même activité, leurs milieux sortent de leurs conditions normales, et, par suite, le milieu général, le sang lui-même, s'altère et ne peut plus fournir à chacun d'eux les matériaux qui lui sont indispensables. Il se passe alors dans l'être vivant quelque chose d'analogue aux phénomènes que nous avons indiqués quand il s'est agi d'expliquer la destruction totale. Comme dans le cadavre, chez le malade atteint de consomption, les microzymas, dont le fonctionnement ne peut être un seul instant paralysé, poursuivent leur action à l'aide des éléments accumulés déjà autour d'eux. Mais il y a cette différence à noter : dans le cadavre, le sang ne fournit plus les matériaux venus du dehors et ne les fournira plus ; dès lors, les corpuscules ferments produisent au détriment de tous les tissus jusqu'à leur complet épuisement. Qu'adviendra-t-il alors ? Je l'ignore. Dans les maladies consomptives, si le sang n'apporte pas tous les éléments nécessaires au travail physiologique en suffisante quantité pour que l'être conserve sa vie et sa santé dans leur intégrité, cependant il en apporte encore, si peu que ce soit. Aussi le sujet maigrit ; les microzymas, qui sont la base et les ouvriers de son organisme, produisent aux dépens de ses tissus : si le traitement thérapeutique ou hygiénique ne vient relever l'assimilation, l'activer, la rendre suffisante, la mort arrive comme conséquence fatale.

Ces réflexions auront, je l'espère, fait suffisamment comprendre au lecteur ce mécanisme, à la fois si compliqué et si simple. Tandis que la cellule est inerte par elle-même et frappée de maladie ou de mort par l'état même de l'être dont elle fait partie, le microzyma, au contraire, essentiellement actif et vivant, a son existence et son fonctionnement complètement indépendants, même au sein de l'organisme qu'il constitue. Que celui-ci soit frappé par la maladie, ou qu'il devienne cadavre, le microzyma n'en subit aucune atteinte. Dans le corps malade comme dans le cadavre, le corpuscule ferment poursuit inaltérable l'accomplissement de sa fonction et de sa loi. En chimie, rien ne se crée, rien ne se perd. Si nous avons réussi à initier le lecteur à ce mécanisme que renferme tout être vivant, il verra que, en physiologie, c'est bien autre chose. Si l'on recherchait l'antithèse, on pourrait dire que, tandis qu'en chimie rien ne se crée, rien ne se perd, en physiologie, tout se crée, tout se perd. Ce serait l'expression de ce fait essentiellement vrai que, dans le monde organisé, tout s'élabore, tout se transforme. L'être vivant ne parvient à la vie, n'entretient son existence, que par une création continuée de matière organisée, qui se fait au sein de notre organisme par l'intermédiaire des ferments qu'il contient; soit dans l'œuf qu'il habite à l'état embryonnaire, soit au sein de ses tissus quand il a atteint l'âge adulte. Les procédés sont les mêmes et les phénomènes identiques.

La molécule venue du milieu dans lequel l'être est plongé, la molécule aliment est élaborée, transformée en molécule histologique, et, dans cette transformation, ne reste pas un seul instant identique à elle-même. A peine entrée dans le circulus vivant, dans ce laboratoire où tout est vie et activité, elle est saisie et devient le sujet d'élaborations successives, qui aboutissent à la faire devenir tissu. Le travail ne s'arrête pas là. Devenue tissu, elle est usée par les combustions; elle subit l'activité de ces ferments qui l'ont élaborée et qui en élaborent d'autres, continuant leur action qui ne saurait s'arrêter. C'est en passant ainsi par toutes ces phases diverses qu'elle retourne au milieu d'où elle était sortie. Elle y sera reprise encore pour être encore élaborée, et recommencer sans cesse le parcours de ce cercle si simple et si compliqué. La vie de l'être le plus infime, celle du plus parfait, n'ont pas d'autre explication.

Regardez autour de vous, et vous ne verrez par toute la création que ces échanges continuels. C'est à l'aide de procédés identiques que se produisent tous ces phénomènes si multipliés, qui écrasent l'intelligence humaine par leur variété et leur harmonie. Tous les êtres, depuis le plus bas jusqu'au plus haut, sur l'échelle de la nature, se prêtent, s'empruntent; tous se constituent, se maintiennent et disparaissent, accomplissant leur loi à l'aide de ces échanges. Le sol insensible que nous frappons du pied, l'atmosphère dont nous sommes entourés, qui échappe à nos yeux, ont leur rôle tracé dans cet ensemble. On pourrait presque dire que la création tout entière est un immense organisme, vivant suivant les lois qui lui ont été assignées. Partout les procédés sont les mêmes. Que l'esprit s'arrête dans le plus petit de nos organes, qu'il en examine la trame et le fonctionnement, ou qu'il contemple dans leur ensemble tous les êtres organisés, il verra l'harmonie naître de l'accord de chacune des entités qui forment le tout et de leur rapport avec ce qui les entoure. Partout et toujours l'unité la plus incroyable, au fond de la plus incroyable variété. Le procédé qui, dans un organe, fait vivre un microzyma à l'aide de ce qui l'entoure, est absolument le même que celui qui permet à tout être d'entretenir son existence au milieu des autres, et grâce à leur concours. Rien ne se perd; tout est utilisé, transformé, du végétal à l'animal, de l'animal au végétal, de l'un et de l'autre à ce sol qui nous porte, dont nous ne connaissons pas toutes les richesses; à cette atmosphère qui nous entoure, où sont contenus tant d'éléments qui nous échappent. Et la vie circule !

Tous ces développements nous ont conduit à notre objection. Pourquoi toutes les molécules aliments, également élaborées par les microzymas, ne subissent-elles pas le même sort? Pourquoi chacune aboutit-elle à un résultat extrêmement varié, alors que toutes ont été le sujet d'un travail semblable? Le lecteur peut prévoir la réponse. C'est que chacune est diversement élaborée. Nous ne connaissons des microzymas que leur présence dans nos tissus et leur activité incessante. Les grossissements les plus forts que puisse nous donner le microscope ne nous laissent apercevoir que leur forme grossière. Cependant on peut affirmer que ces ferments, qui présentent tous à nos yeux le même aspect, ne se ressemblent nullement et sont extrêmement différents les uns des autres. Le milieu qui entoure chacun d'eux varie avec la nature de son habitant. Bien plus, nous avons vu que le même microzyma varie son fonctionnement suivant le milieu dans lequel on le place. Voyez que de combinaisons diverses peuvent sortir de ces simples données! Nous ne connaissons pas tout le phénomène, mais nous en savons assez pour en deviner le mécanisme.

D'une manière générale, on peut dire que, pour qu'il y ait vie, il faut un milieu et un élément. Le milieu avec toutes les conditions nécessaires à l'élément, l'élément apte à élaborer son milieu. Ce n'est point de l'élément que sort la vie, ce n'est point du milieu; c'est de tous les deux, de leur rapport réciproque. Un élément changé de milieu ne fonctionnera plus ou fonctionnera anormalement. Un milieu, sans l'élément qui lui est propre, ne donnera aucun résultat ou donnera des résultats qui seront des déviations. Bien plus, l'être élabore son milieu ; c'est par l'être que ce milieu est ce qu'il est; de même, c'est le milieu qui fournit à l'être ses éléments, et l'être n'est ce qu'il est que par son milieu. Il est impossible de sortir de là. C'est un rapport constant, nécessaire. Cela est si vrai, que vous pouvez, en variant les conditions de ce rapport, changer les résultats. Modifiez le milieu dans lequel est placé l'être que vous étudiez; portez le ferment de son milieu normal dans un autre milieu, vous arriverez à des produits que vous pourrez varier à votre gré. Ceci fournirait matière à un mémoire très-intéressant; mais ce n'est point notre sujet. Nous avons été conduit à en parler en passant; qu'il nous suffise de dire que les plus curieuses expériences ont surabondamment démontré cette loi physiologique. L'être donc emprunte à son milieu ses éléments de réparation ; mais il lui rend en échange, sous une autre forme, ces matériaux qu'il lui a empruntés. Ils s'influencent réciproquement. Le milieu reçoit des modifications, subit des transformations par suite de l'activité de l'être. L'être ne doit son fonctionnement qu'aux éléments qu'il puise dans son milieu, fonctionnement qui varie, par conséquent, avec la constitution même de ce milieu. Échange continuel, incessant, d'où sort la vie! Tournez-vous, cherchez, et vous ne verrez pas autre chose.

Remarquez que les partisans de la génération spontanée ne constatent rien autre chose que la naissance d'éléments là où ils ne se trouvaient pas, c'est-à-dire là *où il y en avait d'autres*. Ils voient, par exemple, une cellule naître dans un liquide « complétement séparé de connexion avec les parties solides. » Mais ils n'ont jamais vu naître quelque chose où précédemment il n'y avait rien. *Ex nihilo nihil* est un adage qui restera éternellement vrai. Lisez Robin, feuilletez Clémenceau; vous verrez que ces genèses, ces apparitions soudaines d'éléments nouveaux, se font toujours dans un plasma. Sans plasma, les partisans de la génération spontanée ne constituent rien. Ce mémoire apporte la preuve que ce plasma ou blastème, où l'observation ne fait découvrir rien de solide, recèle des ferments aux proportions microscopiques, mais doués d'une activité incessante et d'une incroyable fécondité, capables surtout de produire cette cellule dont l'apparition a fait crier à la génération spontanée. Le lecteur n'a qu'à faire l'expérience *B*, et il pourra facilement, dans un liquide, voir apparaître, non pas une cellule, mais toute une couche de cellules.

Cette loi des relations du milieu et de l'être est générale. Réfléchissez, et vous en trouverez l'application dans toutes les sciences naturelles. L'homme lui-même, dont la nature est si complexe, est lié au milieu qui l'entoure par des rapports inévitables. Mais ici ces rapports, qui sont nécessaires, conduisent à des résultats variables et non point à un produit toujours fatalement le même, comme chez les ferments, qui n'ont qu'une vie physiologique. Que l'on comprenne bien cette différence. Sans doute, l'être humain reçoit des modifications de tout ce qui l'entoure, subit les influences du milieu où il est placé, influences de toutes sortes : physiques, morales, intellectuelles. Mais il est bien loin de ma pensée de prétendre que l'homme devienne ce qu'il est, esprit et corps, par suite de toutes ces influences. Une école a soutenu cette thèse, qui, certes, ne renferme aucun compliment à l'adresse de chacun de nous. Un de ses représentants les plus autorisés, M. Taine, a écrit les phrases suivantes : « L'air et les aliments font le corps à la longue ; le climat, son degré et ses contrastes, produisent les sensations habituelles et, à la fin, la sensibilité définitive. C'est là tout l'homme, esprit et corps ; en sorte que le ciel et le sol marquent tout l'homme à leur empreinte. » Non, mille fois non ; si ces influences sont indiscutables, il ne faut pas oublier que la nature humaine n'est pas inerte. Elle peut réagir, et, de cette réaction individuelle, de ce travail que fait chacun de nous sur ce qui l'entoure, résulte notre personnalité. Cela est si vrai, qu'un homme seul a pu changer le milieu social, lui imprimer son cachet, influer à lui seul sur toute sa génération. L'histoire en fournit des exemples. C'est, du reste, le cas des législateurs. L'exemple le plus frappant qu'on pourrait citer est celui de Lycurgues, qui fit au milieu de la Grèce un petit État dont les mœurs et les habitudes ne ressemblaient en rien à celles des habitants des villes voisines.

C'est réduite à ces proportions que la loi du milieu sera juste, dans l'ordre intellectuel et moral. C'est ainsi que la part est faite à la liberté de l'homme, à son *moi*. Il peut réagir par l'hygiène sur les conditions physiques qui l'entourent, il peut s'y soustraire en se déplaçant ; il est libre, en un mot. De même, il peut réagir contre le courant social, prendre en main, en quelque sorte, la direction de son âme comme de son corps. Ainsi s'explique la valeur intellectuelle et morale, ainsi se justifie la responsabilité.

Mais, dans l'ordre physiologique, c'est bien autre chose ! Un microzoaire étant donné, et les conditions restant normales, les résultats seront invariablement les mêmes. Ils appartiennent à la fatalité physiologique.

CONCLUSIONS

La première conclusion qui ressorte de ce mémoire est qu'il nous donne le droit d'émettre une opinion sur les microzymas. « Je pardonne à un homme, me disait un médecin très-distingué, d'avoir adopté le plus mauvais des systèmes, pourvu qu'il m'ait prouvé qu'il les connaissait tous. » Ce mot méritait d'être cité. Comment, en effet, peut-on prononcer sainement un jugement sur une cause que l'on ne connaît pas? Juger, c'est affirmer. Est-il possible d'apporter sérieusement une affirmation, sans même avoir examiné? C'est pourtant ce qui se fait tous les jours. Tout le monde se récriera sur la légèreté d'un pareil procédé : réfléchissez, et vous verrez que le plus grand nombre le pratique tous les jours. En science, cette manière de raisonner a de très-graves inconvénients. Rien n'est plus rare que la rectitude dans l'esprit, que la logique droite, inflexible, dans les jugements et les actions des hommes. C'est d'ailleurs chose si facile et si commode d'avoir sans cesse à sa disposition des jugements tout prêts ! Les recherches sont toujours fastidieuses ; il faut se donner de la peine, se remettre au travail, acquérir encore...... Un petit haussement d'épaules est bien plus tôt fait.

Ces quelques mots feront ressortir notre droit incontestable de donner notre avis sur le sujet qui nous préoccupe. Ce travail nous aura porté sa récompense, si quelque lecteur, séduit par l'attrait et la grandeur du sujet, veut bien utiliser tous les renseignements que nous lui avons fournis pour reproduire chez lui les expériences qui ont été décrites. Il pourra, dès lors, se prononcer en pleine connaissance de cause. Son affirmation, quelle qu'elle soit, acquerra une valeur scientifique. On ne pourra point lui jeter l'accusation de légèreté ou de présomption, que l'on adresse avec raison à l'homme qui parle sans avoir pris la peine de regarder. Les procédés qu'il aura suivis seront ceux qu'exige la logique, qui seule doit guider le savant ; ils seront en un mot dignes de la science.

Les expériences rapportées dans ce mémoire, et les considérations qui en résultent, nous autorisent à émettre les conclusions suivantes :

Les granulations moléculaires des auteurs sont des ferments ;

Ces ferments sont doués d'un mouvement brownien très-vif (1);

Ils résistent à la potasse caustique et à l'acide acétique;

Ils fonctionnent, évoluent et se développent;

Nous les appelons *microzymas;*

La cellule n'est qu'une agglomération de microzymas;

Le globule sanguin est une agglomération de microzymas;

Les microzymas placés dans les conditions normales sont facteurs de cellules;

Le microzyma est à la fois la base et l'agent de tout organisme.

(1) Il ne faut pas confondre ce mouvement avec celui que présentent au microscope des particules métalliques très-ténues. Il est dû probablement à un cil vibratile, qui sera sans doute constaté ultérieurement, lorsque le progrès de la micrographie aura mis à la disposition des observateurs un grossissement suffisant.

Est-ce là un enseignement complet? Non, sans doute.

Il serait déraisonnable de vouloir poser des bornes à la science; ce serait d'ailleurs parler en vain. Le savant est déjà suffisamment avancé sur sa route. On peut, dès à présent, le comparer au voyageur qui, entré dans le pays qu'il veut connaître, se trouve assez en avant pour pouvoir d'un monticule parcourir du regard, tout autour de lui, la contrée qui l'environne. De même, le savant parvenu à cette hauteur peut apercevoir de magnifiques horizons; son œil se perd dans l'immensité qu'il entrevoit. Mais comment pourrait-il l'étudier, la décrire en *savant?* Il est si petit, le tableau qui l'entoure est si grand, s'étend si loin autour de lui! les détails lui échappent, il est écrasé! Si donc quelqu'un voulait donner la théorie du microzyma comme la théorie universelle, nous serions un des premiers à le combattre.

On pourrait d'ailleurs trouver facilement des objections. En voici la preuve :

Ce mémoire démontre que l'organisme est constitué par une multitude de microzymas, qui, doués chacun d'une merveilleuse activité, travaillent sans relâche à élaborer des matériaux sans cesse renouvelés. Donc l'on peut dire que, soit à l'état embryonnaire, soit à l'âge adulte, soit dans la vieillesse, l'être est constamment rempli de nouveau-nés. Expliquez alors la décrépitude de la vieillesse, l'usure qui résulte de l'âge. Expliquez-moi encore comment il se fait qu'il y ait des types fixes dans la nature, et pour l'individu, et pour la race? — Dites-moi comment les microzymas — qui sont les mêmes, qui fonctionnent également chez le vieillard et chez l'enfant, puisque, pour nos expériences, nous ne nous sommes pas enquis de l'âge de l'être qui nous les fournissait et que toujours les résultats ont été semblables — entretiennent la vie chez l'un en continuelle décroissance, chez l'autre dans un accroissement incessant? Où se trouve la ligne de démarcation? Pourquoi, comment existe-t-elle?

Autre objection. On sait que certains animaux ont la faculté de reproduire des parties mutilées; mais cette puissance de reproduction n'est dévolue qu'à quelques-uns de leurs éléments. Les expériences ont prouvé que cette faculté de réintégration est localisée dans des parties de l'organe très-limitées. Elle existe à tel point du membre, et pas à côté. Enlevez le membre antérieur à une salamandre, au-dessus de l'omoplate, et il ne se reproduit plus. Comment s'expliquer la persistance de cette puissance de restauration avec le renouvellement incessant de toutes les particules d'un organisme, renouvellement que nous nous sommes efforcé de faire comprendre au lecteur avec assez d'insistance pour qu'il soit inutile d'y revenir? Comment se fait-il qu'il n'y ait que quelques microzymas doués de cette faculté, alors que nos expériences les montrent tous semblables, animés de la même activité, soumis aux mêmes influences?

Que d'obscurités encore! Donner une théorie, quelle qu'elle soit, comme un corps de doctrine parfait, nous paraît peu sage et digne d'un esprit sans portée. Le savant ne doit dire que ce qu'il a vu, n'affirmer que ce qu'il sait. La découverte qu'il a su faire sortir de l'obscurité qui l'entoure doit l'avertir qu'il faut garder une sage prudence. Les affirmations faites à la légère attirent les railleries, excitent la verve des gens d'esprit, toujours aux aguets, surtout en France. Au lieu de vous tenir compte du peu que vous dites bien, et de rendre à votre mérite ce qui lui est dû, l'esprit de critique va droit aux affirmations hasardées, en fait justice, et, dans ce jugement où le faux se trouve mêlé au vrai, tout est emporté. Chacun sait que la médecine est une cible à quolibets, un sujet perpétuel de railleries qui se transmettent d'âge en âge. Depuis le dernier des imbéciles, qui ne manque jamais une occasion de donner à notre science le coup de pied de l'âne, jusqu'au plus grand esprit, qui lui décoche en passant la pointe acérée de quelque fine épigramme, personne ne l'a épargnée. Pensez-vous qu'on eût ainsi maltraité une science qui, en somme, fait du bien à tous ceux qui la persécutent, si les médecins avaient toujours observé la sage réserve que leur commandent la difficulté de leurs études, leur insuffisance personnelle et surtout la grave responsabilité qu'ils prennent en se constituant les gardiens de la vie humaine? Si les médecins avaient consenti à passer pour ignorer quelque chose, ils eussent, sans nul doute, été traités avec plus d'égards.

Nous avons, au début de ce mémoire, blâmé les gens qui ne cultivent point assez les sciences qu'ils mettent chaque jour en pratique. Nous avons dit combien était répréhensible la conduite de ceux qui acceptent la grave responsabilité de soigner leurs semblables, et qui négligent d'apprendre tout ce qui pourrait leur permettre de soulager ou de guérir. Au nom des mêmes considérations, il faut arrêter le savant qui veut faire trop. Dans toute œuvre scientifique, il faut distinguer la recherche expérimentale, le fait, et puis le travail de raisonnement, les déductions découlant logiquement du fait. Nous avons dit ailleurs : « Observer et bien observer, raisonner ensuite et bien raisonner. Dédaigner le microscope et le scalpel, dédaigner le raisonnement, sont deux excès également nuisibles à la marche de la science. Chaque moyen d'investigation a sa valeur ; à chacun il faut donner sa place. Et, pour résumer ma pensée, j'emprunterai un mot à Descartes : « Ce n'est pas assez d'avoir l'esprit bon, le principal est de l'appliquer bien. » Telle est la marche que doit suivre la science.

On comprend de suite qu'il ne suffit pas de se servir admirablement du microscope ou du scalpel : il faut encore savoir guider logiquement son esprit, et éviter de faire sortir d'un fait vrai des conséquences fausses, à l'aide de raisonnements plus ou moins spécieux. Nous avons peut-être l'air de faire en ce moment des réflexions oiseuses : si inutiles qu'elles paraissent à quelques lecteurs, ces remarques nous semblent être la critique la plus juste de bien des théories qui sont professées avec éclat de nos jours, et non sans faire des élèves. Tel observateur, dont l'œil est très-exercé et la main très-habile, raisonne faux. Tel autre sait admirablement poursuivre un raisonnement jusque dans ses dernières conséquences, expose une théorie avec une netteté qui ne laisse aucune confusion dans l'esprit de son auditeur, mais est absolument inhabile aux travaux de laboratoire. Que faire? C'est le propre de chacun de nous d'être plus ou moins incomplet. Il faut donc, et on ne saurait trop le redire, que l'observateur sache ne professer que le résultat de ses observations, *n'affirmer que ce qu'il a vu*. Puis, s'il veut en retirer les enseignements qui en découlent, qu'il n'oublie jamais le fait qui sert de base à ses raisonnements. Que, surtout, il se tienne en garde contre son imagination, la plus grande ennemie de la science..... et des savants ; car le public est là qui s'arme du faux qui vous échappe, pour vous nier le vrai que vous avez vu.

Que faisait autrefois le philosophe, alors que la science n'était pas encore née? Le moindre détail que lui offrait l'observation ou l'expérience devenait aussitôt la base d'une théorie qui embrassait toutes choses. L'observateur qui a vu se former une cellule sous le champ de son microscope, et qui s'érige en maître de philosophie pour enseigner des lois sur la formation de l'univers, ne raisonne pas mieux. Je reproduis son observation, j'en admire l'habileté : le raisonneur me fait hausser les épaules.

Au nom de la science et du respect que doit lui

porter tout savant, on ne saurait trop combattre ces écarts qui nous livrent aux railleries, nous discréditent et font douter du peu que nous savons, amassé cependant au prix de tant de labeurs et de tant de sacrifices ! *Caveant docti!* — Il est à regretter que des savants qui ont de l'autorité sur la jeunesse des écoles impriment des affirmations aussi précises, aussi larges que celles-ci : « Il est certain qu'il y a eu une genèse d'êtres, c'est-à-dire une génération spontanée. » Il va sans dire que la matière organisée n'a, pas plus que la matière brute, été créée, dans le sens biblique de ce mot, c'est-à-dire de rien, ce qui n'a aucun sens. Lorsque j'entends des affirmations aussi peu scientifiques, je demande à revenir aux philosophes anciens : ils raisonnaient aussi faux, mais, du moins, ils ne démoralisaient pas. Après les événements que nous avons traversés, quelle responsabilité !

Nous avons, dans ce mémoire, cherché à nous conformer au précepte que nous rappelons. Une première partie donne les expériences ; le lecteur peut les reproduire. — Une seconde donne les raisonnements. — Si nous avons manqué de logique, une déduction fausse ne détruira pas le fait vrai.

Qu'il nous soit permis, en terminant, de jeter en philosophe un coup d'œil sur cette question. Supposez que vous ayez à écrire une histoire générale de la nature. Voyez la terre, où l'homme n'est qu'un point, satellite modeste parmi les autres, emportée avec eux autour du soleil; le soleil roulant avec tout son système autour d'un autre soleil, et, par le même mécanisme, au sein de l'immense étendue, des milliers d'astres gravitant. Votre pensée, en un instant, entreverra des masses effrayantes, que les mathématiques elles-mêmes ne peuvent vous chiffrer ; et vous parcourrez des espaces dont l'immensité vous donnera le vertige, comme à Pascal, qui vous valait bien. Abaissez maintenant votre œil sur le microscope que je viens de vous préparer. Voyez dans ce petit champ, qui a bien près d'un dixième de millimètre, une multitude de petits êtres que vous ne pouvez apercevoir qu'avec 1400 diamètres de grossissement. Regardez : comme le soleil dans l'espace, ils sont emportés sous votre œil par un mouvement qui leur est propre, et ceci n'est point une métaphore. Ils vivent, ils sont organisés. Les infiniment grands viennent de vous apparaître sans limite ; est-ce là le dernier mot des infiniment petits ? Avant-hier, c'était la cellule ; hier, son noyau ; aujourd'hui, le microzyma. Sans aucun doute, demain, l'échelle dont le sommet se perd si haut dans l'infini nous permettra de descendre plus bas encore dans ce même infini. Le microzyma ne nous apparaît-il pas déjà comme doué d'organes ? Ces organes fonctionnent, ont leur activité. Le microzyma se nourrit : il se passe donc en lui un double mouvement de combinaison et de décombinaison. Que de mystères dans cet échange entre cet être, le plus microscopique de tous, et son milieu !

Vous nous dites : « Le merveilleux a dû reculer devant la science, mais il n'a cédé le terrain que pas à pas, et luttant toujours. » Réflexion lumineuse ! C'est par la science seule que le merveilleux existe réellement. A mesure qu'elle progresse, il s'installe de plus en plus dans notre esprit. Connaissez-vous une seule explication ? Le merveilleux n'existe-t-il par partout ? Avez-vous jamais constaté autre chose que la succession de phénomènes ? Vous saisissez habilement tous ceux qui précèdent le fait que vous voulez expliquer ; vous nous les exposez avec satisfaction, et vous croyez avoir découvert la cause de cet effet ! Ne voyez-vous pas que vous n'avez que déplacé la difficulté ?

Depuis l'être que l'on n'aperçoit qu'avec un

grossissement de 1400 diamètres jusqu'aux astres dont l'astronomie nous révèle l'incommensurable étendue, qu'est l'homme? Plaisante science, qu'une découverte microscopique vient transformer!...... en attendant que la découverte elle-même fasse place à une autre. Sachez comprendre que le rôle de l'homme doit être modeste comme la place qu'il occupe dans l'univers. Travaillez, travaillez sans relâche. Soyez heureux d'augmenter la somme de vos connaissances, et ne vous croyez pas en possession de dicter des lois aux mondes, parce que vous aurez aperçu un infime détail avec votre œil, qu'un atome de poussière peut aveugler!

FIN

Figure I

(*Expér. A : object.* 7, *ocul.* 1, *Nachet.*)

Microzymas libres — cellules hépatiques — cellule hépatique ayant perdu son enveloppe, ne présentant plus qu'un groupement le microzymas.

Figure II

(*Expérience B : object.* 7, *ocul.* 2, *Nachet.*)

Microzymas associés; chapelets de 2, 3... grains.

Figure III

(*Expér. B : object.* 7, *ocul.* 2, *Nachet.*)

Microzymas associés ; bactéries, bactéridies....

Figure IV

(*Expér. B : object.* 7, *ocul.* 2, *Nachet*)

Bactéries, bactéridies, microzymas associés....

Figure V

(*Object.* 7, *ocul.* 2, *Nachet.*)

Champ présenté par le microscope dans l'expérience D ; l'observateur voit naître la forme cellulaire au milieu d'un amas de microzymas.

Fig. 1.

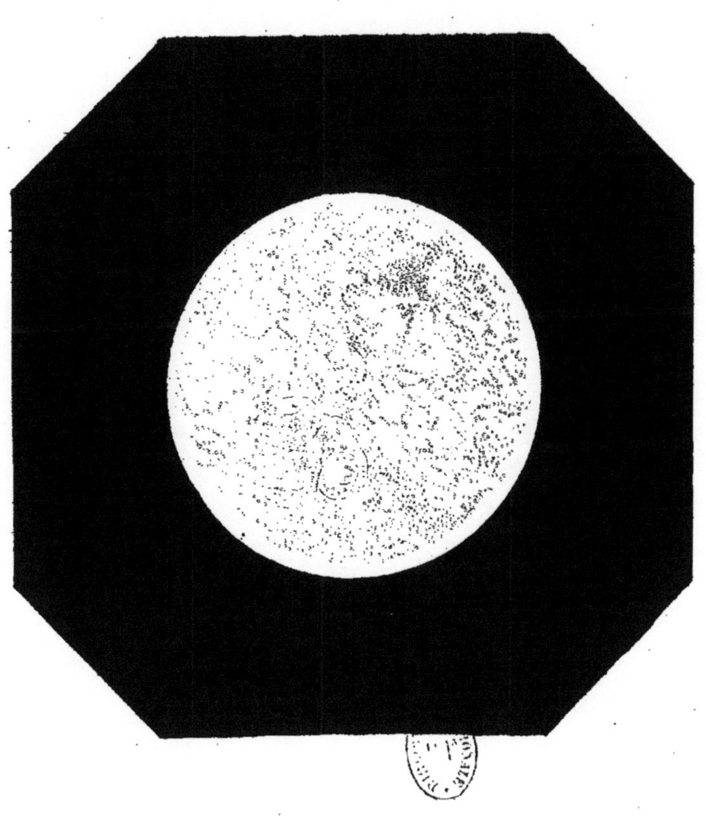

Imp. Centrale du Midi.

Fig. 2.

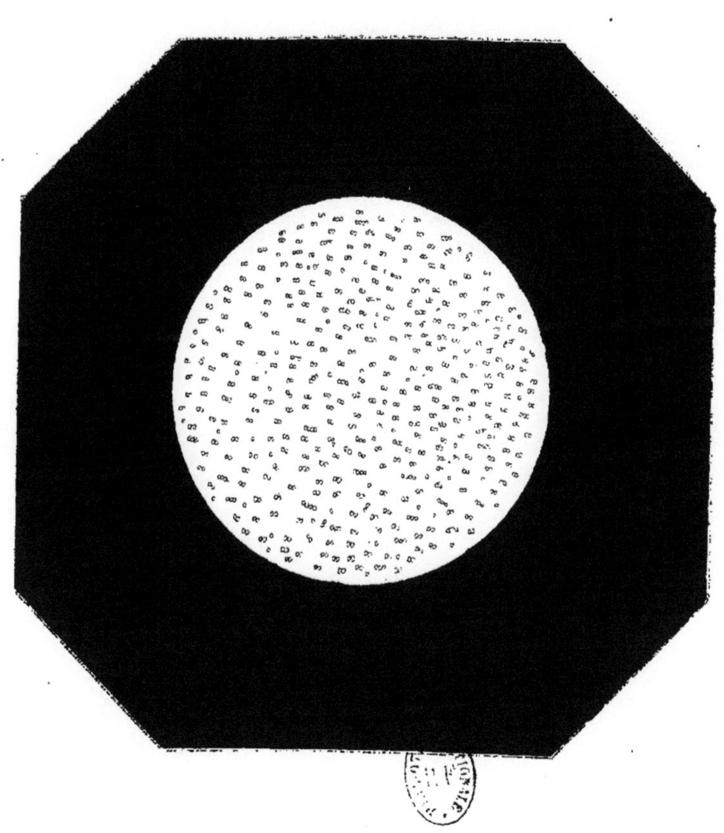

Imp. Centrale du Midi.

Fig. 3.

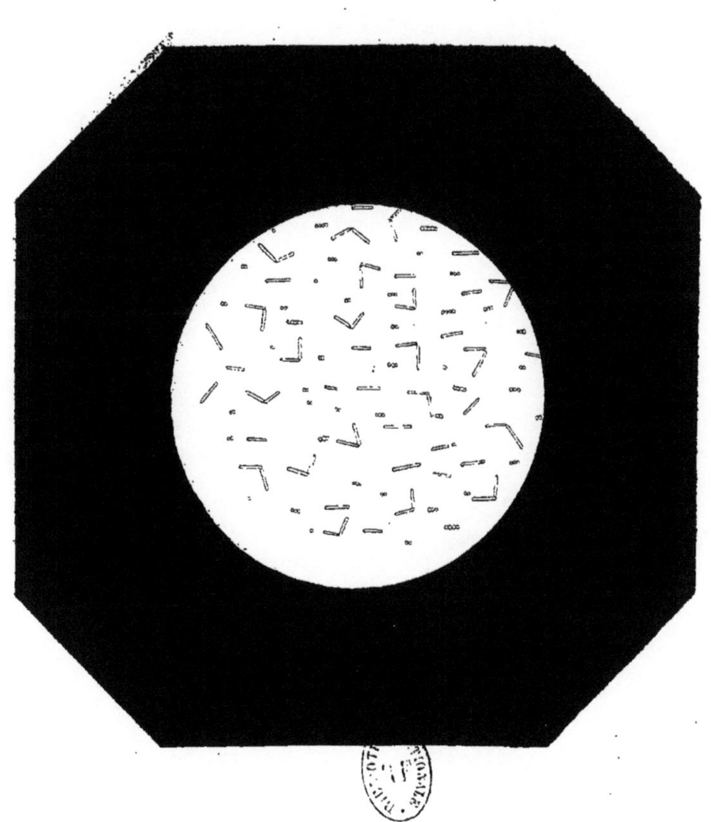

Imp. Centrale du Midi.

Fig. 5.

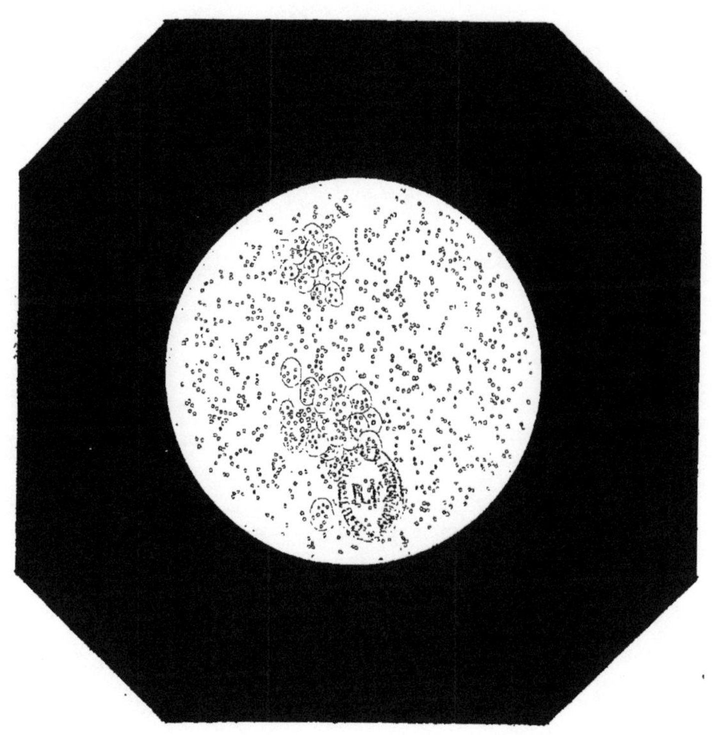

Imp. Centrale du Midi.

Fig. 4.

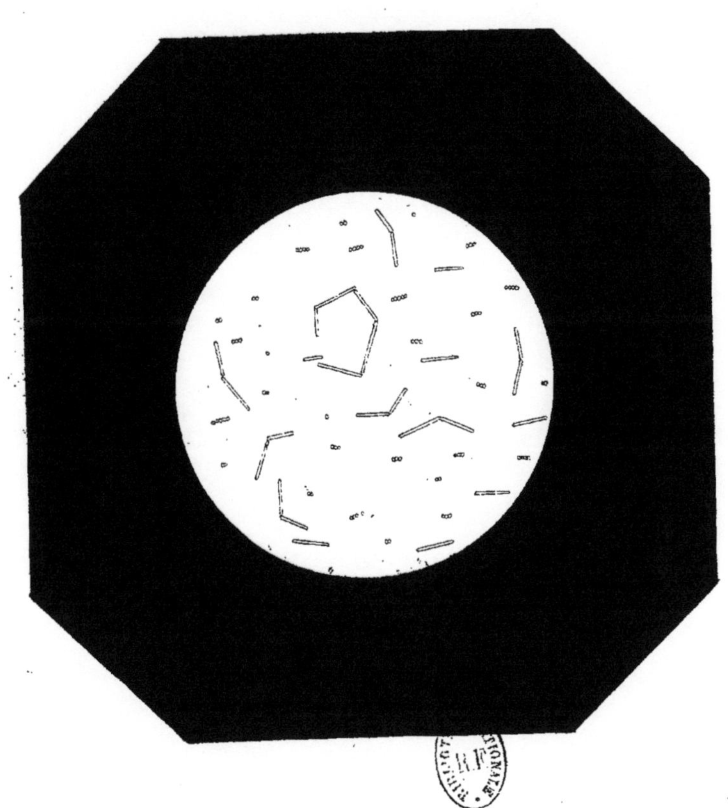

Imp. Centrale du Midi.

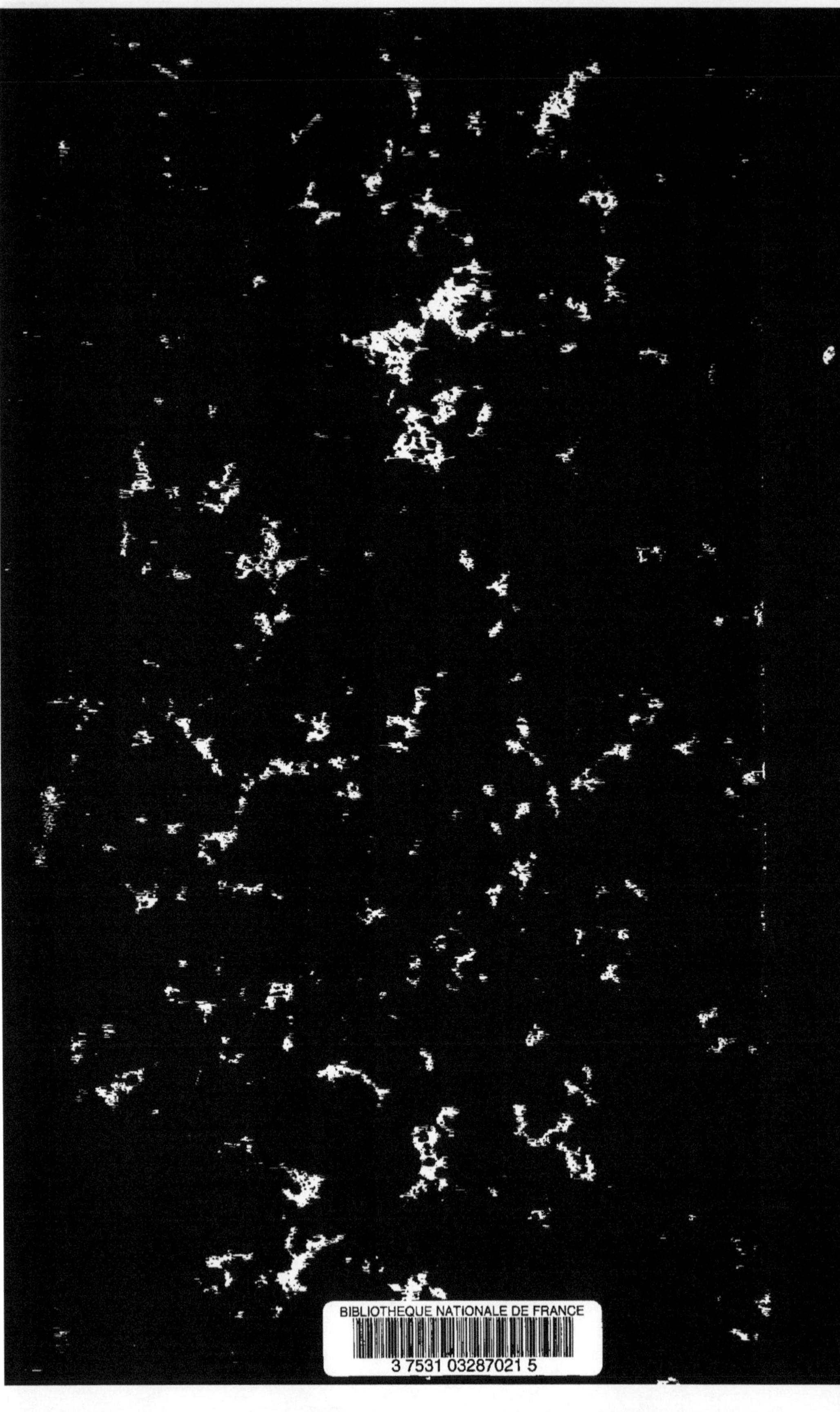

www.ingramcontent.com/pod-product-compliance
Ingram Content Group UK Ltd.
Pitfield, Milton Keynes, MK11 3LW, UK
UKHW020327250726
13967UKWH00004B/1895